CLINIQUE MÉDICALE DE L'HOPITAL SAINT-ÉLOI

Service de M. le Professeur GRASSET

# RUPTURE SOUS-CUTANÉE

D'UNE

# TUMEUR ANÉVRISMALE

DÉVELOPPÉE

## AUX DÉPENS DE L'AORTE ASCENDANTE

PAR

Le D' **G. RAUZIER,** Chef de Clinique médicale

Et **E. HOUEL,** Externe des Hôpitaux.

MONTPELLIER

TYPOGRAPHIE ET LITHOGRAPHIE CHARLES BOEHM

ÉDITEUR DU MONTPELLIER MÉDICAL,

DF LA GAZETTE HEBDOMADAIRE DES SCIENCES MÉDICALES.

1890

CLINIQUE MÉDICALE DE L'HOPITAL SAINT-ÉLOI

SERVICE DE M. LE PROFESSEUR GRASSET

# RUPTURE SOUS-CUTANÉE

D'UNE

# TUMEUR ANÉVRISMALE

DÉVELOPPÉE

## AUX DÉPENS DE L'AORTE ASCENDANTE

PAR

LE Dʳ G. RAUZIER, CHEF DE CLINIQUE MÉDICALE

ET E. HOUEL, EXTERNE DES HÔPITAUX.

MONTPELLIER

TYPOGRAPHIE ET LITHOGRAPHIE CHARLES BOEHM

ÉDITEUR DU MONTPELLIER MÉDICAL,

DE LA GAZETTE HEBDOMADAIRE DES SCIENCES MÉDICALES.

——

1890

# RUPTURE SOUS-CUTANÉE D'UNE TUMEUR ANÉVRISMALE

## DÉVELOPPÉE AUX DÉPENS DE L'AORTE ASCENDANTE [1]

Par G. Rauzier, Chef de Clinique médicale,
et E. Houel, Externe des Hôpitaux.

———————

Le 4 avril 1890, entre à l'hôpital Saint-Éloi suburbain, dans le service de M. le professeur Grasset, la femme D..., ménagère, âgée de 60 ans ; elle est en état d'asystolie et présente, à la partie antéro-supérieure droite du thorax, une tumeur volumineuse et pulsatile.

Le jour même de son entrée, elle fournit les renseignements suivants.

Il n'existe dans sa famille nulle trace d'affection diathésique : son père est mort à l'âge de 72 ans après avoir joui, durant toute son existence, d'une robuste santé ; sa mère, également douée d'une excellente constitution, est morte à 60 ans. Un de ses frères est mort d'accident ; une sœur, tombée en état de démence, est morte à 35 ans après six ou sept semaines de maladie. Ses deux enfants, âgés l'un de 37, l'autre de 35 ans, n'ont jamais été malades.

L'arthritisme, sous aucune forme, n'est signalé dans l'hérédité directe ou collatérale.

Elle-même s'est fort bien portée durant sa jeunesse. Mais, depuis un certain nombre d'années, elle accuse tous les hivers une susceptibilité catarrhale très marquée ;

[1] Publié in *Revue générale de clinique et thérapeutique*, 10-17 septembre 1890.

depuis un an, elle éprouve en outre, par intervalles, des douleurs vagues dans diverses articulations.

Si les antécédents pathologiques sont à peu près nuls, les renseignements que l'on parvient à se procurer sur les habitudes de la malade offrent plus d'intérêt au point de vue pathogénique. Une enquête sommaire révèle une jeunesse orageuse dont le souvenir a été, par la suite, noyé dans des flots d'alcool ; inutile d'ajouter que la malade, interrogée dans ce sens, oppose d'énergiques dénégations aux résultats de l'enquête.

Réglée à 17 ans, elle n'a jamais éprouvé de troubles menstruels et a vu la ménopause s'établir, sans perturbation, à 44 ans.

Le début de l'affection actuelle a été fort insidieux. Seize mois avant l'entrée de la malade, en décembre 1888, elle a vu se développer brusquement une tumeur à la partie antéro-supérieure et droite du thorax ; jusqu'alors elle n'avait éprouvé aucun symptôme rationnel de lésion cardiaque: ni dyspnée, ni œdèmes, ni palpitations. Subitement, à la suite d'un effort de toux, un craquement analogue à celui d'une fracture s'est produit ; il a été nettement perçu par la malade, qui a constaté aussitôt après l'apparition de la tumeur.

A partir de ce moment, elle a éprouvé fréquemment des troubles dyspnéiques légers et quelques palpitations. Mais c'est seulement deux mois avant son entrée que se sont manifestés les symptômes inquiétants qui l'amènent dans les salles.

C'est d'abord un essoufflement dont l'intensité progressivement croissante l'empêche aujourd'hui de se livrer à la moindre fatigue, d'exécuter un effort quelconque, sous peine d'une crise terrible d'oppression ; la marche, même en terrain plat, est devenue fort difficile en raison de la dyspnée. Celle-ci s'accompagne d'une sensation douloureuse et angoissante en arrière du sternum.

Durant les crises de dyspnée, la face et les extrémités se cyanosent.

Peu de temps après le début de cette gêne respiratoire excessive sont survenus des œdèmes qui, d'abord localisés aux extrémités inférieures, se sont promptement généralisés ; pendant les quelques premiers jours. ils ont été limités à la partie droite du corps.

Ces deux symptômes, dyspnée et œdèmes, dominent la symptomatologie depuis le début ; à diverses reprises, la malade a présenté les signes rationnels d'une congestion pulmonaire passive. En dehors de ces troubles cardio-pulmonaires, les autres fonctions s'accomplissent normalement ; la miction seule est plus fréquente qu'à l'ordinaire.

Le 5 avril, lors du premier examen, la malade se trouve, avons-nous dit, en état d'asystolie ; assise sur son séant et incapable de se maintenir dans le décubitus dorsal, elle se livre sans résultat à de pénibles efforts d'inspiration ; la face est bouffie et cyanosée, la parole haletante ; les lèvres sont bleuâtres, les conjonctives injectées ; les membres inférieurs sont notablement œdématiés. La toux est fréquente, quinteuse, et aboutit à une expectoration muqueuse et aérée. L'intelligence est, toutefois, nette et lucide ; la malade a le désir de vivre ; robuste encore et non épuisée, elle lutte avec énergie.

L'examen du thorax révèle, dès l'abord, l'existence d'une tumeur uniformément arrondie et siégeant à droite du sternum. Les limites exactes de cette tumeur sont les suivantes ; elle remonte, en haut, jusqu'à deux travers de doigt en dessous de la clavicule ; en dehors, elle s'étend jusqu'à la paroi antérieure de l'aisselle ; en bas, elle envahit le quatrième espace intercostal ; en dedans, elle atteint le bord droit du sternum. Elle a un diamètre de 8 centim. et demi dans tous les sens et présente la forme d'une calotte sphérique dont la saillie, dans sa partie la plus acuminée, peut être évaluée à 2 centim. et demi.

A l'inspection, on ne constate pas de battements, mais la palpation de la tumeur démontre qu'elle est pulsatile et animée de battements énergiques ; ses pulsations sont synchrones à la fois à la systole cardiaque et à la pulsation radiale.

La tumeur n'est pas adhérente à la peau, qui conserve à sa surface un aspect absolument normal. Habituellement indolente, la tumeur devient douloureuse sous l'influence d'une pression, même légère.

Le cœur est volumineux, mais se contracte avec peu d'énergie. On perçoit facilement un souffle systolique, rude et intense. Au niveau de la tumeur, l'auscultation révèle un souffle léger de va-et-vient.

Le pouls est petit, régulier, assez fréquent (94 pulsations à la minute) ; il n'est pas en retard sur la systole cardiaque, et présente, aux deux radiales, un parfait synchronisme, avec des qualités identiques.

Lorsqu'on passe à l'examen des organes respiratoires, on constate en avant, dans le voisinage de la tumeur, une matité peu étendue ; à gauche, au contraire, on note un son skodique ; l'auscultation révèle des signes d'œdème pulmonaire des deux côtés.

En arrière, on est frappé, à première vue, par la déformation du thorax à droite ; l'angle des côtes fait, de ce côté, une forte saillie, tandis que la ligne des apophyses épineuses offre une légère incurvation latérale dont la concavité est tournée vers la droite.

La percussion dénote, au niveau de la voussure costale, une légère submatité ; l'auscultation fait entendre, dans la même région, une respiration très rude entrecoupée de râles d'œdème pulmonaire ; il n'existe pas, en ce point, de transmission énergique des bruits du cœur. Du côté gauche, on perçoit, dans toute l'étendue, de gros rhonchus, quelques sibilants et des râles d'œdème.

En présence de ces symptômes, M. le professeur Grasset porte le diagnostic d'*état asystolique sous la dépendance d'un anévrisme de l'aorte antérieure.* — Il prescrit un gramme de caféine et une potion stimulante.

Sous l'influence de cette médication, les accès de dyspnée diminuent peu à peu d'intensité et de fréquence, l'œdème s'atténue, la cyanose disparaît, les bruits anormaux qui se faisaient entendre à l'auscultation font place à un murmure vésiculaire à peu près normal. — Le 11 avril, six jours après l'entrée de la malade, l'orage symptomatique est calmé. Seuls, les souffles cardiaques et la tumeur persistent ; cette dernière paraît même avoir subi, en quelques

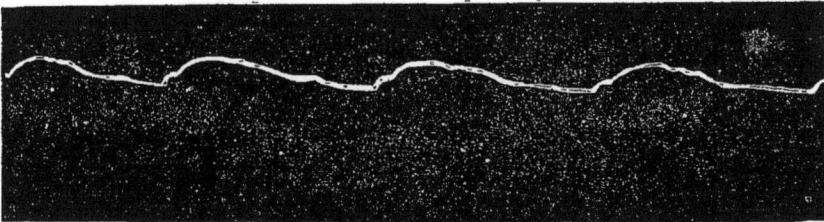

Tracé recueilli en appliquant le cardiographe sur la tumeur anévrismale (la malade ne respirant pas).

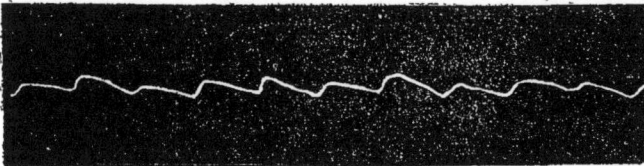

Tracé de la radiale droite.

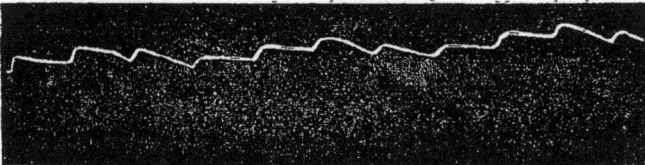

Tracé de la radiale gauche.

jours, une légère augmentation de volume; son diamètre vertical atteint 9 centim., le diamètre transverse n'est pas modifié. — La fréquence du pouls varie de 88 à 112 pulsations; les deux radiales battent en même temps, et leurs tracés respectifs, recueillis le 9 avril, ne présentent pas la moindre différence.

Le 28 avril, de nouvelles mensurations démontrent l'accroissement progressif de l'ectasie aortique; ses deux principaux diamètres atteignent chacun 10 centim.

De plus, la tumeur n'est plus uniformément arrondie; elle est creusée à sa surface d'une dépression verticale et peu profonde, comme si la coque anévrismale était gênée dans son expansion par une bride dirigée de haut en bas. — Une crise légère d'asystolie, accompagnée de violentes douleurs au niveau de la tumeur, a été enrayée grâce à la reprise de la caféine, à laquelle on a joint l'iodure de sodium à la dose de 1gr,50.

Le 29 avril, la malade est reprise de crises d'oppression; la nuit a été extrêmement mauvaise; elle éprouve des douleurs vives dans la région dorsale, à droite de la colonne. — On joint à l'iodure des inhalations d'oxygène et des injections de morphine.

Dans la suite, la malade se plaint de douleurs lancinantes au creux épigastrique; le pouls devient irrégulier, il oscille autour de 100 pulsations par minute. On applique, sur les pressantes sollicitations de la patiente, trois vésicatoires successifs qui paraissent apporter certain soulagement à son état de souffrance angoissante.

Le 25 mai, la tumeur s'est encore accrue et mesure 11 centim. dans tous les sens.

Le 31 mai, nouvel accroissement de l'anévrisme, dont le diamètre transverse atteint 12 centim. On constate toujours l'existence d'une bride verticale divisant la tumeur en deux lobes, l'un droit, l'autre gauche; mais on note, de plus, une deuxième bride transversale qui détermine sur le segment le plus externe une lobulation secondaire, moins accusée que la première. La dose d'iodure est portée à 2 gram.

Le 2 juin, dans la soirée, à la suite d'efforts de toux, l'anévrisme se rompt brusquement dans le tissu cellulaire sous-cutané.

Subitement, la malade éprouve une horrible sensation de déchirement et la tumeur augmente de volume; bientôt une vaste nappe liquide, uniformément fluctuante, occupe les abords de l'anévrisme. Puis la consistance de la masse augmente en raison de la tension du sang accumulé, et le liquide fuse vers l'aisselle.

Primitivement en butte à des sensations syncopales, la malade, aussitôt revenue à elle, est en proie à une dyspnée violente et témoigne, par ses cris et son attitude, de terribles souffrances. — Une injection de morphine la calme momentanément.

Le 3 juin, au moment de la visite, on se trouve en présence d'un horrible spectacle : la malheureuse créature, en proie aux plus effroyables douleurs qu'il soit donné à un être humain d'endurer, agitée par une dyspnée atroce et tourmentée par un besoin d'air que des efforts multipliés ne peuvent parvenir à satisfaire, terrifiée enfin par la prévision bien consciente d'une mort terrible et prochaine qu'elle appelle pourtant de ses vœux, pousse des cris rauques et inarticulés, mélange de douleur, d'angoisse et d'effroi. Le sang épanché soulève toute la région mammaire et remplit le creux de l'aisselle. La tuméfaction ne dépasse pas, en haut la clavicule, en bas le bord inférieur du grand pectoral ; la cavité axillaire est distendue et le tiers supérieur du bras droit considérablement tuméfié. Il n'existe pas encore d'ecchymose superficielle. — Le pouls est petit et fréquent à la radiale gauche ; on n'arrive pas, en raison de la compression éprouvée par l'artère axillaire, à le percevoir du côté droit. La pression exercée par l'épanchement sur le plexus brachial se traduit par d'intolérables douleurs survenant sous forme de crises et occupant tout le membre supérieur. — La seule intervention consiste à pratiquer des injections de morphine jusqu'à sédation complète de la douleur et à les renouveler aussi souvent qu'il paraît nécessaire.

Le lendemain, sous l'influence de l'agent anesthésique, la malade est calme et assoupie ; la surface cutanée offre, dans sa totalité, une teinte jaunâtre. Le sang a abandonné la cavité axillaire pour se répandre dans le tissu cellulaire de la paroi latérale du thorax, qu'il infiltre dans une étendue limitée en haut par la clavicule, en dedans par le sternum, en bas par les fausses côtes, en arrière par le bord interne de l'omoplate. On constate l'existence de deux placards ecchymotiques, l'un peu étendu, siégeant au niveau de la paroi antérieure du creux de l'aisselle, l'autre occupant toute la paroi latéro-postérieure du thorax. — Les phénomènes de compression axillaire ont disparu, et la pulsation radiale possède une égale énergie des deux côtés. Les bruits du cœur sont très sourds et presque imperceptibles.

Le 5, *trois jours après la rupture de l'anévrisme*, la malade meurt dans la matinée.

L'*autopsie*, pratiquée en présence de M. le professeur Kiener, donne les résultats suivants.

Le cadavre est émacié et offre une coloration ictérique bien nette ; on note un certain degré d'œdème des membres inférieurs.

On est frappé, tout d'abord, par la présence d'une voussure considérable et uniformément arrondie, occupant toute la moitié droite du thorax.

Cette voussure est due en partie à l'infiltration sanguine, en partie à la tumeur anévrismatique.

L'*infiltration sanguine* occupe, d'une part la région du sein droit qui est tuméfié et dur, d'autre part le tissu cellulaire de la région thoracique, où elle est étendue en nappe mince jusqu'à la clavicule. Le creux sous-claviculaire est aussi effacé ; les tissus qui recouvrent la clavicule sont légèrement empâtés. La tuméfaction ne s'étend pas, en dehors, au delà du bord droit du sternum.

En arrière, l'épanchement sanguin s'étend jusqu'à l'angle de l'omoplate. Dans toute la région latérale droite du thorax, il existe des caillots volumineux dont on peut évaluer la masse à 1 kilogr. au moins. L'infiltration sanguine s'est étendue d'autre part au tissu cellulaire de la partie supérieure du bras droit, dont la partie déclive est le siège d'une tuméfaction molle assez étendue.

La peau présente les nuances de l'ecchymose sur toute la partie droite du thorax et à la partie supéro-interne du bras.

Après dissection de la peau, on trouve le grand pectoral tendu et aminci, induré, recouvrant la poche anévrismale. Les portions de ce muscle les moins comprimées sont infiltrées de sang.

En détachant le grand pectoral à partir de ses insertions antérieures, on met à nu la *tumeur anévrismale*, et on constate qu'au niveau de sa partie inféro-externe la poche est rompue sur un espace grand comme une pièce de 2 fr., lequel est recouvert uniquement par le muscle pectoral. — Plus en dehors, le muscle est soulevé par les volumineux caillots auxquels il a été fait allusion et qui se continuent avec ceux de la cavité anévrismale [1].

La dissection étant achevée, on voit que la poche anévrismale proémine en dehors de la paroi thoracique, sur une étendue plus grande que la paume de la main.

La poche est formée par les muscles intercostaux et le tissu cellulaire qui les recouvre. En introduisant le doigt dans l'orifice de la rupture, on rencontre immédiatement

---

[1] Pour lire avec plus de facilité la description qui va suivre, il sera bon de jeter au préalable un coup d'œil sur la planche annexée à cette observation et due au crayon habile de M. Bonnemaison, externe des hôpitaux, auquel nous sommes heureux de témoigner ici notre reconnaissance.

les deux bouts de la troisième côte fracturés, distants de
2 centim. l'un de l'autre. L'extrémité interne est rugueuse,
l'extrémité externe est tranchante et taillée en biseau aux
dépens de sa face interne ; les deux extrémités jouent librement
au milieu des caillots. Les deuxième et quatrième
côtes font partie de la poche et sont considérablement
amincies, bombées et refoulées en avant.

Ces constatations faites, on détache la partie antérieure
du thorax avec tous les viscères thoraciques, afin de
ménager les rapports de l'anévrisme.

On reconnaît ainsi qu'immédiatement au-dessus des
valvules sigmoïdes de l'aorte, la portion ascendante du
vaisseau commence à se dilater et est complètement incrustée
de plaques athéromateuses, en partie calcaires.

A 3 centim. de l'orifice et vers la partie moyenne de la
dilatation, s'ouvre une cavité pouvant loger une mandarine
et produite par le refoulement des tuniques externes
de l'aorte, après déchirure de la tunique interne. On voit,
en effet, au niveau de l'orifice de communication entre
l'aorte et la cavité un orifice grand comme une pièce de
5 francs, un lambeau flottant constitué par les débris de
la tunique interne épaissie et fortement athéromateuse.

Sur ce premier anévrisme et aux dépens de la portion
droite de sa paroi s'ouvre une poche beaucoup plus considérable,
dont les parois ne sont plus constituées que par
les tissus voisins condensés ; on constate nettement, en
effet, en examinant l'orifice qui fait communiquer les deux
poches, qu'il existe, à ce niveau, une rupture des tuniques
artérielles formant la première poche.

La grande cavité anévrismatique a contracté des adhérences
intimes avec la paroi thoracique sur une étendue
un peu plus grande que le creux de la main ; dans ces
adhérences est compris le lobe antérieur du poumon droit,
qui a été comprimé et graduellement aminci en avant,
sans subir de refoulement latéral.

C'est cette poche qui, ayant perforé la paroi thoracique,

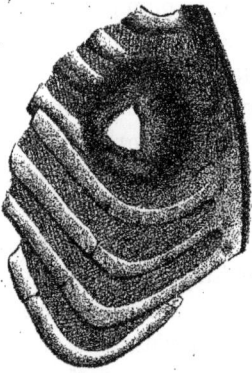

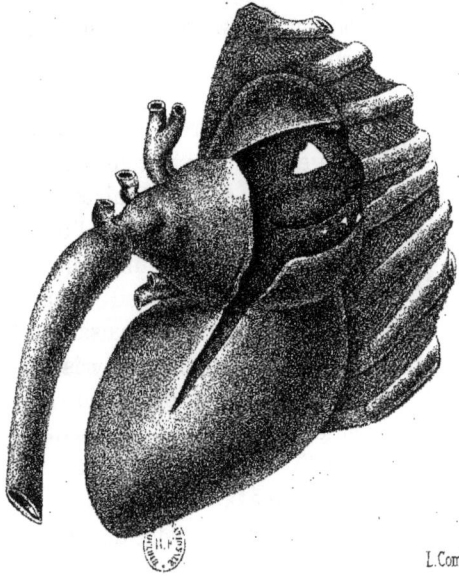

rongé et fracturé une côte, proémine à l'extérieur ainsi qu'il a été décrit plus haut.

La grande poche est, sur toute sa surface interne, revêtue d'une couche de fibrine épaisse de 5 ou 6 centim., rougeâtre, stratifiée, assez consistante, cependant un peu spongieuse et fortement adhérente à la paroi de l'anévrisme. Cette épaisse couche n'est interrompue qu'en un point qui correspond à l'endroit où la paroi thoracique a été perforée ; à ce niveau existe une sorte de chenal, occupé par des caillots cruoriques, qui fait communiquer le sang du vaisseau avec l'extérieur. Dans ce chenal, on rencontre les deux bouts libres et très mobiles de la côte fracturée, ce qui fait penser que la destruction des caillots en ce point et la rupture de l'anévrisme à l'extérieur ont précisément pour cause le jeu des deux fragments rugueux de la côte pendant les efforts de respiration et de toux.

La couche épaisse de caillots fibrineux s'arrête brusquement à l'orifice de communication séparant les deux poches de l'anévrisme. La première poche est remplie par un coagulum en partie cruorique, en partie fibrineux, mais sans adhérence aucune avec la paroi. Ce coagulum se continue avec celui qui remplit le ventricule gauche du cœur.

Le *cœur* est volumineux ; le soin de conserver une pièce d'ensemble empêche de déterminer son poids exact ; on peut l'évaluer à 350 gram. — Les cavités, particulièrement les cavités droites, sont notablement dilatées, le diamètre transversal étant un peu plus élargi que le diamètre longitudinal. On constate un peu d'induration du bord adhérent des sigmoïdes. La valvule mitrale est épaissie, raccourcie, et l'orifice qu'elle limite paraît quelque peu rétréci.

La dilatation du cœur paraît être surtout en rapport avec des *adhérences générales et anciennes qui l'unissent au péricarde* (symphyse cardiaque).

Les *poumons* ne présentent, à part la compression et la destruction partielle du lobe antérieur droit dont il a déjà

été question, qu'un certain degré de congestion et de pig-
mentation.

La cavité pleurale droite renferme un litre environ de
sérosité limpide.

Le-*foie* pèse 1,530 gram.; il est muscade, fortement
graisseux, un peu ratatiné et assez dur à la section.

La *rate* pèse 190 gram.; son tissu est ferme et rougeâtre.

Le *rein gauche* pèse 130 gram. et ne présente pas de
lésions appréciables. — Le *rein droit* pèse 350 gram.; il
est réduit à la moitié environ de sa longueur, la moitié
supérieure étant remplacée par un *kyste* volumineux et
bosselé, distendu, d'où on retire environ 200 gram. de
liquide citrin. Ce liquide renferme 2$^{gr}$,90 d'urée et 8$^{gr}$,50
de chlorure par litre.

Deux points surtout méritent d'être mis en relief dans
cette observation :

1º Le mécanisme de la rupture sous-cutanée de l'anévrisme ;

2º La rareté d'un pareil mode de terminaison.

Quant au diagnostic de la lésion et à toute la partie clinique de cette histoire, ils n'offrent rien que de banal :
une femme usée par la débauche et l'alcool présente à la
partie latéro-supérieure droite du thorax une tumeur pulsatile, à développement progressif, accompagnée des symptômes rationnels d'une affection cardiaque ; le diagnostic
d'anévrisme de l'aorte s'impose. Cet anévrisme a pour
point de départ évident l'aorte antérieure (aorte ascendante
et crosse), puisque les origines des troncs vasculaires qui
en partent sont également intéressées ; les pulsations sont,
en effet, synchrones et pareillement affaiblies dans les
deux radiales. De plus, il n'existe aucun signe de compression des organes situés dans le médiastin postérieur.

Si le diagnostic n'offrait aucune difficulté, s'il était même
facile de supposer l'existence d'une fracture costale (en

raison de l'étendue de la tumeur, et, d'autre part, en raison
de certains commémoratifs exposés dans l'histoire de la
malade), l'évolution morbide et le mécanisme de la rupture
anévrismale, démontrés par l'autopsie, n'en présentent pas
moins le plus haut intérêt.

L'histoire anatomique de la tumeur peut être résumée
comme il suit : Sous l'influence d'une vie agitée et d'excès
alcooliques, l'aorte se dilate au voisinage de son embou-
chure, et la dilatation, régulièrement fusiforme, s'étend
jusqu'à la partie postérieure de la crosse, englobant les
origines des troncs vasculaires. Bientôt le fuseau cède dans
sa portion la moins résistante, la tunique interne se rompt,
une première poche anévrismale se développe ; elle a pour
parois les tuniques externes de l'artère, facilement exten-
sibles. Mais cette extensibilité a des limites ; un jour, la
poche primitive se rompt, et le sang épanché dans le médiastin condense tout autour du foyer de rupture le tissu
cellulaire de la région ; la poche secondaire s'est formée.

Celle-ci s'accroît peu à peu ; elle contracte des adhérences avec le poumon droit, dont elle comprime et écrase
le bord antérieur ; elle atteint la paroi thoracique, ronge
lentement la troisième côte, en provoque la rupture, et
tout à coup s'épanouit librement à l'extérieur, où elle
continue à progresser sans cesse.

Une épaisse couche de caillots stratifiés et adhérents
tapisse la grande poche anévrismale ; là serait peut-être le
salut si rien ne s'opposait à leur constante accumulation.
Mais les deux fragments de la côte fracturée flottent librement dans la cavité de l'anévrisme ; l'un deux, le fragment
externe, est taillé en biseau et irrégulièrement tranchant ;
sous l'influence des efforts de toux, il dissocie les caillots
et détruit le rempart fibrineux dans tout le domaine de son
champ d'excursion ; le sang liquide et les caillots cruoriques emplissent le chenal ainsi constitué. Enfin, un effort
plus violent que d'habitude, soit en augmentant la tension
du contenu de la poche, soit en exagérant l'arc d'évolution

du fragment costal, amène la perforation de la tumeur, juste à l'extrémité du chenal.

La réalité de ce processus semble ressortir sans conteste de. l'étude minutieuse de la pièce anatomique dont nous avons donné plus haut la description.

Indépendamment des particularités tenant au mécanisme évolutif, le seul fait de la *rupture sous-cutanée d'un anévrisme de l'aorte faisant saillie à l'extérieur* suffit à donner quelque intérêt à cette observation.

Certes, il n'est point rare de voir un anévrisme parti de l'aorte ascendante proéminer à l'extérieur ; l'érosion et la fracture des côtes ne sont pas des faits exceptionnels. Mais la terminaison de l'évolution morbide *par rupture sous-cutanée* constitue une éventualité presque inédite dans l'histoire des ectasies aortiques.

On peut succomber de façons bien diverses à un anévrisme de l'aorte. Certains meurent asystoliques comme des cardiaques mitraux ; d'autres finissent brusquement, en vrais aortiques ; quelques-uns succombent à une crise d'angor ou à une poussée subite d'œdème pulmonaire.

Mais la rupture est, pour la plupart, l'issue terrifiante et attendue de l'horrible affection.

Le siège de la rupture est éminemment variable. Le plus souvent, la tumeur contracte des adhérences avec l'un des organes creux contenus dans le médiastin et se rompt dans sa cavité. On peut se rendre compte, en compulsant les Recueils d'observations (*Bulletin de la Société anatomique, Revue des Sciences médicales, index* divers, etc.), de la fréquence relative avec laquelle tel ou tel organe devient l'aboutissant du travail d'ulcération. Il est facile de constater de la sorte que le péricarde est le siège le plus fréquent de l'inondation terminale (Castex, Thèse de Paris, 1879). Après lui, la trachée, les bronches, les plèvres, le conduit digestif servent assez souvent de réservoir au sang épanché. — Exceptionnellement l'anévrisme s'ouvre dans le poumon, le canal vertébral, une cavité cardiaque, la veine cave ou l'artère pulmonaire.

Il n'est pas rare que la perforation se produise dans le médiastin ; mais habituellement, en pareil cas, le sang épanché provoque le tassement du tissu cellulaire qui entoure le foyer d'hémorrhagie, et se limite en une poche de petite dimension qui constitue dès lors un anévrisme faux consécutif. La tumeur extérieure de notre malade s'était développée par ce mécanisme. Pareille rupture aboutit donc généralement à la production d'une tumeur secondaire et entraîne rarement la mort des malades.

Quant à la rupture de l'anévrisme en dehors de la cage thoracique, elle réalise presque une curiosité anatomique. Ceci ressort nettement de toutes les statistiques.

MM. Charcot et Ball, appréciant à l'article *Aorte* du *Dictionnaire encyclopédique* les divers modes de terminaison des anévrismes de l'aorte, publient le tableau suivant.

Sur 118 cas, comprenant tous les faits relatés dans les *Bulletins de la Société anatomique* de 1826 à 1864, ils ont vu la mort se produire :

1 fois par rupture dans l'oreillette droite.
8 — le péricarde.
2 — l'artère pulmonaire.
11 — la plèvre gauche.
8 — la plèvre droite.
1 — le médiastin antérieur.
6 — le poumon gauche.
3 — la trachée.
3 — la bronche gauche.
1 — la bronche droite.
3 — les deux bronches.
3 — l'œsophage.
1 — le duodénum.
2 — le péritoine.
5 — le tissu cellulaire sous-péritonéal.
2 — le tissu cellulaire de la paroi thoracique antérieure.
4 — à l'extérieur.
54 fois la mort a eu lieu sans rupture.

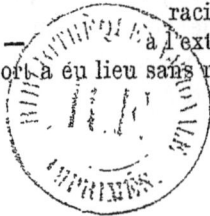

Crisp, dans un travail publié en Angleterre et reproduit dans un article de M. Dreyfus-Brissac (*Bull. de la Soc. Anat.*, 1879, pag. 430) rapporte une statistique plus nombreuse encore des divers modes de rupture.

(Voir le tableau à la page suivante).

Ainsi, MM. Charcot et Ball, sur 118 cas d'anévrisme de l'aorte suivis de mort, dont 64 terminés par rupture, signalent seulement quatre fois une rupture à l'extérieur et deux fois une rupture mortelle dans le tissu cellulaire sous-cutané. — Crisp, sur un total de 167 anévrismes développés aux dépens de l'aorte thoracique, dont 97 suivis de perforation, note sept fois une rupture extérieure.

Depuis cette époque, nous n'avons pu retrouver dans la bibliographie que trois faits ayant rapport à notre sujet : l'un a été publié par M. Dubar en 1878 (*Bull. de la Soc. Anat.*, 1879, pag. 386); l'autre est dû à MM. Spillmann et Hausalter et se trouve dans la *Gazette hebdomadaire de Paris* (29 septembre 1889); le troisième, rapporté par Wickham, est détaillé dans le *Bulletin de la Soc. Anat.* (1889, pag. 51).

Le processus ordinaire de la *rupture à l'extérieur* paraît être le suivant : la poche anévrismale, après avoir perforé le sternum ou détruit quelques côtes, vient faire saillie en avant de la cage thoracique et contracte des adhérences avec la peau; celle-ci, doublée de la paroi de l'anévrisme, s'amincit peu à peu, devient violacée et se perfore quand sa résistance est devenue inférieure à la pression exercée par le contenu de la tumeur.

Ce mécanisme ressort nettement d'une observation rapportée par Barth à la *Société Anatomique* en 1840 (pag. 10):

Un homme de 58 ans, atteint d'un anévrisme issu de la partie antérieure de la crosse, avec destruction de la partie moyenne du sternum, présente une tumeur pulsatile à la région présternale. Le 10 août, la peau devient violette et une petite eschare se forme; elle tombe et une première

| | Ventricule gauche | Ventricule droit | Oreillette droite | Artère pulmonaire | Péricarde | Plèvre gauche | Plèvre droite | Médiastin postérieur | Poumon droit | Poumon gauche | Veine cave supérieure | Veine cave inférieure | Trachée | Bronches | Œsophage | Colonne vertébrale | Bassinets | Péritoine | Tissu sous-péritonéal | Extérieur |
|---|---|---|---|---|---|---|---|---|---|---|---|---|---|---|---|---|---|---|---|---|
| Aorte ascendante : 98 cas. | 1 | 2 | 2 | 3 | 30 | 4 | 1 | » | 3 | » | 3 | » | 1 | » | 2 | » | » | » | » | 6 |
| Crosse de l'aorte : 48 cas. | » | » | » | 1 | 2 | 2 | 2 | 2 | » | » | 1 | » | 4 | 2 | 2 | » | » | » | » | 1 |
| Aorte descendante : 21 cas | » | » | » | » | 4 | 4 | 4 | » | » | 1 | » | » | » | 2 | 5 | » | » | » | » | » |
| Aorte abdominale : 59 cas | » | » | » | » | » | 5 | » | » | » | » | » | 3 | » | » | » | 1 | 1 | 10 | 11 | » |

hémorrhagie de 500 gram. se produit. Le 22, nouvelle hémorrhagie donnant 3 ou 4 litres de sang; elle est arrêtée par une légère compression. Le 5 septembre, la chute d'une large eschare détermine une hémorrhagie-mortelle.

Notta a communiqué, en 1850, à la *Société Anatomique* (pag. 328), l'observation d'un homme atteint d'anévrisme aortique et qui subitement, après avoir perçu un craquement dans sa paroi thoracique, vit la tumeur augmenter de volume; il entra à l'hôpital Saint-Louis et mourut, huit jours après, d'une hémorrhagie provenant de la chute d'une eschare située au sommet de sa tumeur.

Voici encore un extrait d'une observation de Prost, présentée en 1853 à la *Société Anatomique* (pag. 131): « La tumeur est moins volumineuse que pendant la vie, les ligaments qui la recouvrent ont une teinte jaunâtre ecchymotique; la *peau est fortement adhérente*, surtout au centre de la tumeur et au niveau de la tache violette que l'on a constatée, deux jours avant la mort, au niveau de la partie saillante de la tumeur. Les couches profondes du derme semblent amincies et sont infiltrées de sang vermeil. Le tissu cellulaire est infiltré de sang au pourtour de la tumeur; il est devenu serré, adhérent. Les muscles grands pectoraux sont imbibés d'une sérosité noirâtre sanguinolente. » Les trois premières côtes étaient, dans le cas en question, détruites sur une étendue de 1 à 2 pouces.

Voici enfin une citation tirée du travail, lu en 1879, par Castex à la *Société Anatomique* (pag. 807): « L'anévrisme occupe toute la paroi thoracique antérieure, s'étendant d'une aisselle à l'autre et de la fourchette sternale à l'appendice xiphoïde... La poche s'amincit au sommet et, sans abcès préalable, s'ouvre et donne naissance à une quantité considérable de sang. »

Il nous serait facile de fournir encore quelques exemples justifiant l'interprétation que nous avons donnée plus haut du mécanisme qui préside habituellement à la rupture extérieure des anévrismes de l'aorte. Le processus s'en peut résumer en trois mots : adhérence de la tumeur à la peau, amincissement de la paroi, ulcération.

La *rupture sous-cutanée* de l'anévrisme, plus rare encore que la rupture extérieure, peut amener la mort, de deux manières.

Tantôt le sang épanché en petite quantité dans le tissu cellulaire, mais doué d'une tension considérable, détermine par la compression des tissus ambiants une nécrose de la peau, et une hémorrhagie mortelle succède à la chute de l'eschare. Dans ce cas, ce n'est pas l'abondance de sang déversé sous la peau qui tue le malade, mais bien l'hémorrhagie extérieure secondaire. Un exemple bien net de ce mécanisme est fourni par l'observation de Wickham : Un anévrisme de l'angle supéro-antérieur de la crosse aortique, ayant déterminé par érosion une vaste perte de substance du sternum, s'ouvre dans le tissu cellulaire sous-cutané; l'hémorrhagie se limite en un foyer secondaire circonscrit; mais bientôt la peau s'amincit, elle se perfore, et le malade succombe en quelques minutes.

D'autres fois, l'abondance même de l'hémorrhagie sous-cutanée détermine la mort avant que les tissus superficiels aient eu le temps de se nécroser; c'est de cette façon qu'a succombé la malade dont nous venons de rapporter l'histoire : elle a mis trois jours à mourir d'une hémorrhagie très abondante dont le foyer occupait toute la paroi latérale du thorax.

Ce dernier mécanisme est tout à fait exceptionnel; MM. Charcot et Ball, dans leur article, en signalent deux cas seulement. — D'où la justification des quelques développements dans lesquels nous sommes entrés.

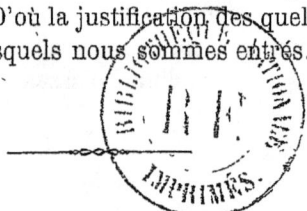